Mamadeira e Chupeta
Esclareça todas as suas dúvidas

Rosana Cristina Boni

Viviane Veroni Degan

Manole

Copyright © 2007 Editora Manole Ltda., por meio de contrato com as autoras.

Projeto gráfico, editoração eletrônica e ilustrações de capa e miolo: Departamento Editorial da Editora Manole
Capa: Departamento de Arte da Editora Manole

Dados Internacionais de Catalogação na Publicação (CIP)
(Câmara Brasileira do Livro, SP, Brasil)

Boni, Rosana Cristina
  Mamadeira e chupeta: esclareça todas as suas dúvidas / Rosana Cristina Boni, Viviane Veroni Degan. – Barueri, SP : Manole, 2007.

  Bibliografia.
  ISBN 978-85-204-2606-7

  1. Chupeta (Cuidados do bebê) 2. Mamadeira 3. Perguntas e respostas I. Degan, Viviane Veroni. II. Título.

07-0872   CDD-649.12076

Índices para catálogo sistemático:
1. Chupeta e mamadeira: Uso por crianças:
   Perguntas e respostas   649.12076
2. Mamadeira e chupeta: Uso por crianças:
   Perguntas e respostas   649.12076

Todos os direitos reservados.
Nenhuma parte deste livro poderá ser reproduzida, por qualquer processo, sem a permissão expressa dos editores. É proibida a reprodução por xerox.

1ª edição – 2007

Direitos adquiridos pela:
Editora Manole Ltda.
Avenida Ceci, 672 – Tamboré
06460-120 – Barueri – SP – Brasil
Tel.: (11) 4196-6000 – Fax: (11) 4196-6021
www.manole.com.br
info@manole.com.br

Impresso no Brasil
Printed in Brazil

Sobre as autoras

Rosana Cristina Boni
Fonoaudióloga.
Especialista em Motricidade Orofacial pelo Conselho Federal de Fonoaudiologia.
Mestre em Odontologia – Área de Fisiologia e Biofísica do Sistema Estomatognático pela Faculdade de Odontologia de Piracicaba (FOP) da Universidade Estadual de Campinas (Unicamp).
Doutora em Odontologia – Área de Morfologia Humana pela FOP da Unicamp.

Viviane Veroni Degan
Fonoaudióloga.
Especialista em Motricidade Orofacial pelo Conselho Federal de Fonoaudiologia.
Mestre e Doutora em Odontologia – Área de Fisiologia Oral pela FOP da Unicamp.
Membro da Sociedade Brasileira de Fonoaudiologia.

Sumário

Apresentação ix

Prefácio xi

Agradecimentos xiii

PARTE I - Perguntas mais freqüentes sobre o uso de mamadeira

1. É necessário dar a mamadeira para a criança? 3
2. Quando introduzir a mamadeira? 4
3. Até quando usar a mamadeira?. 6
4. O uso da mamadeira "vicia"? 7
5. O leite que sobra na mamadeira pode ser usado novamente? 8
6. Deve-se esterilizar a mamadeira a cada mamada? 9
7. A mamadeira prejudica a oclusão? 9
8. Qual a melhor posição para a criança ser aleitada com mamadeira? 10
9. Por que a criança faz a mamadeira de chupeta? 11
10. Deve-se aumentar o orifício do bico da mamadeira? 11
11. Qual o bico ideal de mamadeira? 13
12. Por que algumas crianças não aceitam a mamadeira? 14
13. Qual o melhor tipo de mamadeira? 15
14. A mamadeira provoca cáries? 15

viii Mamadeira e chupeta: esclareça todas as suas dúvidas

PARTE II – Perguntas mais freqüentes sobre o uso de chupeta

1. É necessário dar a chupeta para a criança? 19
2. O que fazer para a criança não usar chupeta?..20
3. A chupeta acalma?..21
4. Quando oferecer a chupeta? 22
5. O uso da chupeta "vicia"? 23
6. A chupeta prejudica a dentição?.....................23
7. A chupeta pode fazer a criança falar errado?..29
8. Por que existem diferentes tamanhos de chupeta?.......................................29
9. Qual o tipo de chupeta mais indicado?..........30
10. A chupeta faz a criança babar?.......................33
11. A chupeta tira a fome da criança? 34
12. Faz mal colocar mel na chupeta?....................34
13. Por que algumas crianças não aceitam a chupeta? 35
14. O uso da chupeta traz algum benefício? 35
15. Chupeta previne a sucção de dedo? 36
16. Interrupção da chupeta pode levar a outros hábitos? 37
17. Por que algumas crianças apresentam alterações nas arcadas dentárias e outras não?..37
18. A chupeta deve ser de uso individual?...........38
19. Quando retirar a chupeta? 39
20. Como retirar a chupeta? 39

Referências bibliográficas 41
Glossário..51

Apresentação

Em sociedades industrializadas, é comum o uso, muitas vezes prolongado, de mamadeira e chupeta. Acredita-se que pais e profissionais que se relacionam com crianças devam ser informados a respeito de como agir diante dos hábitos orais e dos malefícios que causam.

Este livro tem como objetivo esclarecer dúvidas relacionadas ao uso de chupeta e mamadeira, visando ao entendimento dos hábitos de sucção e, conseqüentemente, prevenindo sua instalação.

A prevenção dos hábitos de sucção de chupeta e mamadeira beneficia a criança, pois é possível, desse modo, evitar a ocorrência de alterações do sistema estomatognático, como flacidez muscular orofacial e instalação de má oclusões, bem como inadequações em funções como respiração, deglutição e fono-articulação (fala), além de quadros de otites freqüentes, má nutrição, infecções gastrintestinais, entre outros.

Por meio de questionário aplicado pelas autoras, em mulheres entre 18 e 55 anos de idade, sem distinção prévia de nível socio-econômico ou cultural, foram identificadas as dúvidas mais freqüentes sobre a utilização de chupeta e mamadeira.

Embora houvesse diferenças socioeconômicas, observou-se que as dúvidas eram similares. Optou-se, então, por publicar as dúvidas mais freqüentes, acompanhadas de suas respostas, para esclarecer o leitor quanto à utilização de chupeta e mamadeira.

Prefácio

Escrever o prefácio de um livro é uma tarefa prazerosa, porém de grande responsabilidade, pois precisamos ser justos com os autores e honestos com os leitores.

A quem o escreve, cabe despertar o interesse do leitor e apresentar a obra e os autores ou autoras.

Nesta obra, foi abordado um tema complexo sobre o qual muito se fala, mas pouca informação chega às pessoas de forma organizada e clara, como está apresentado aqui.

O uso de chupeta e mamadeira, principalmente quando prolongado, é um problema comum, com conseqüências danosas para o crescimento e o desenvolvimento craniofaciais, como ossos, dentes e músculos, e para vários aspectos da saúde em geral.

O assunto merece, portanto, a atenção de todos aqueles que participam dos cuidados e da educação de crianças, já que a solução dos efeitos negativos desses hábitos pode envolver tempo e recursos financeiros, nem sempre disponíveis para grande parte da população.

A prevenção ou a intervenção precoce é, sem dúvida, a melhor opção para combater os efeitos deletérios desses hábitos.

As autoras captaram a necessidade de informar não apenas os fonoaudiólogos, mas também os educadores e os pais.

Quanto às autoras, posso dizer que são profissionais experientes nesse tema há um tempo considerável e, com isso, contribuem para a construção da ciência fonoaudiológica e para a divulgação desses conhecimentos.

Em trabalhos anteriores, reconhecidos pela comunidade científica, comprovaram como é possível remover os maus hábitos de maneira não-traumática e o quanto a terapia fonoaudiológica pode beneficiar na correção das alterações causadas em decorrência desses hábitos.

A organização de conhecimentos científicos, apresentados de acordo com as dúvidas existentes, resultou na elaboração deste livro, um exemplo de trabalho de extensão à comunidade.

Professora dra. Cláudia Maria de Felício
Fonoaudióloga e Docente da Faculdade
de Medicina de Ribeirão Preto da
Universidade de São Paulo (USP)

Agradecimentos

Ao meu pai, José Apparecido Boni (*i.m.*), e à minha mãe, Neusa Maria de Michielli, pelo amor e empenho com a minha formação.

Ao meu marido, Sílvio, pelo amor, pelo incentivo e pela dedicação.

À professora dra. Maria Helena Castro de Almeida e ao professor dr. Renato Castro de Almeida pela amizade e pelo apoio profissional, sem os quais, este trabalho não seria possível.

Aos meus familiares, amigos, pacientes e todos aqueles que sempre me incentivaram.

Rosana Cristina Boni

Aos meus pais, Edivaldo e Florisa, pela dedicação a mim dispensada.

Às minhas filhas, Natália e Juliana, pela paciência e compreensão.

Ao meu esposo, Lino Ricardo, pelo incentivo profissional e pela participação em minha vida.

À professora dra. Regina Maria Puppin Rontani, pelo meu crescimento profissional.

Às mães que participaram deste estudo.

Viviane Veroni Degan

Parte I

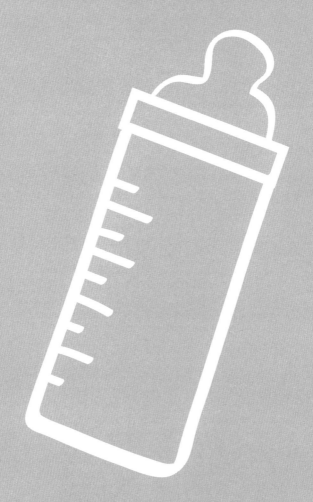

PERGUNTAS MAIS FREQÜENTES SOBRE O USO DE MAMADEIRA

1. É necessário dar a mamadeira para a criança?

Não. O ideal é a criança ser aleitada naturalmente (na mama), pois, assim, ela fará maior esforço, contribuindo para seu correto crescimento e desenvolvimento craniofacial.

A sucção durante o aleitamento natural leva à exaustão e, como conseqüência, à sensação de bem-estar e plenitude, mantendo a criança calma.

Desde a vida intra-uterina até por volta de 4 meses de idade, a sucção apresenta-se como reflexo. Esse reflexo de sucção é iniciado quando o mamilo toca a ponta da língua e a papila palatina. Sua função é estimular a criança a retirar o leite da mama. Quando a criança atinge a idade de, aproximadamente, 4 meses, esse reflexo é inibido pela maturidade do sistema nervoso central, passando ao controle volitivo.

O reflexo de sucção é precedido pelo de procura, também denominado de busca ou dos quatro pontos. Ele é obtido tocando-se, principalmente, a região perioral da criança, as comissuras labiais, o lábio superior e o inferior.

A criança abre a boca, vira a cabeça e move a língua na direção em que ocorreu o estímulo, cuja função é encontrar o mamilo. Os reflexos de procura e de sucção são inibidos por volta do 3º ou 4º mês de idade da criança.

2. Quando introduzir a mamadeira?

O ideal é não introduzir o uso da mamadeira, mas aleitar de forma natural, ou seja, na mama. Pesquisas apontam que, quanto maior o tempo de aleitamento natural, menor a incidência do uso de mamadeiras, chupetas e sucção de dedo. A criança pode transpor do aleitamento natural para o copo; sendo assim, o uso da mamadeira torna-se desnecessário.

O aleitamento natural promove grandes benefícios tanto para a mãe quanto para o bebê. Dentre as vantagens para o bebê estão a proteção imunológica (contra infecções, principalmente as relacionadas ao aparelho respiratório e digestivo) e antialérgica (diminuindo a probabilidade do desencadeamento de processos alérgicos, como asma, bronquites, urticárias, eczemas, além da alergia ao leite bovino), o favorecimento do desenvolvimento neuropsicomotor e a redução da mortalidade infantil. O contato físico da mãe com o bebê também favorece o desenvolvimento emocional adequado.

Por meio do aleitamento natural, estruturas musculares e ósseas são estimuladas, favorecendo o correto crescimento e desenvolvimento da criança, bem como adequadas funções do sistema estomatognático, como fala, mastigação, respiração e deglutição.

Ao nascer, a criança apresenta retração da mandíbula em relação à maxila, caracterizando padrão de retrusão mandibular e pequena altura facial. Os movimentos mandibulares de abertura e fechamento, protrusivos e retrusivos, realizados durante a sucção, estimulam o crescimento ântero-posterior da mandíbula, promovendo crescimento adequado da face e favorecendo o equilíbrio do posicionamento das arcadas dentárias e da língua.

Ao sugar, o bebê faz preensão do mamilo, avança e retrai a mandíbula, fazendo todo o sistema muscular, como os músculos orbiculares da boca, os bucinadores e a língua, realizar trabalho intenso. Os músculos masseteres, temporais e pterigóideos adquirem desenvolvimento e força muscular necessários para a função de mastigação. Além disso, enquanto suga, o bebê não solta a mama, respirando exclusivamente pelo nariz, promovendo, assim, estímulo adequado para o crescimento facial saudável.

Todo o esforço realizado durante o aleitamento leva à exaustão e, por conseguinte, provoca na criança uma sensação de bem-estar.

Um dos fatores que influenciam o desmame precoce e a possível utilização de mamadeira é a posição e a pega na mama realizada pela criança. Por isso, profissionais que atuam junto a gestantes e parturientes devem preparar-se para fazer as orientações necessárias às mães.

3. Até quando usar a mamadeira?

O uso da mamadeira, caso ocorra, deve ser realizado no menor período de tempo possível. Sua retirada não deve ultrapassar aos 2 anos de idade, a fim de evitarem-se alterações oclusais e em funções do sistema estomatognático.

A diminuição da freqüência do uso da mamadeira faz a criança obter alimentos de outras maneiras, favorecendo a mastigação, que é de extrema importância para o crescimento e o desenvolvimento corretos da face. É importante salientar que o uso da mamadeira deve ser restrito para líquidos. Alimentos mais pastosos devem ser oferecidos com colheres à criança. Em relação à nutrição da criança, os pediatras orientam, após o período exclusivo de aleitamento na mama, a introdução de outras fontes de nutrientes importantes para seu crescimento e desenvolvimento geral.

Freqüentemente, a criança deixa de alimentar-se corretamente por tomar leite na mamadeira muitas vezes ao dia. Além de suprir a fome, isso faz a criança deixar de alimentar-se por outras fontes.

4. O uso da mamadeira "vicia"?

Durante o aleitamento, ocorre a associação do ato de mamar com a obtenção de prazer e de conforto. O recém-nascido registra a sensação de pleno conforto e a de extremo desconforto. A fome seria considerada por ele sensação de extremo desconforto, e a ingestão do leite, a forma de reverter essa situação. Portanto, ele passa a associar o ato de mamar com a sensação de conforto, propiciado também pelo prazer obtido do contato físico com a mãe, principalmente durante o aleitamento natural. Para os pais, geralmente, é mais cômoda a utilização da mamadeira do que, por exemplo, o copo, pois aquela pode ser utilizada pela criança com mais idade sem a supervisão do adulto, fato que não seria aconselhável.

5. O leite que sobra na mamadeira pode ser usado novamente?

Não. Quando todo o leite não for ingerido, o restante na mamadeira não deve ser armazenado, pois torna-se fonte de multiplicação bacteriana, sendo potencialmente perigoso para a saúde da criança.

6. Deve-se esterilizar a mamadeira a cada mamada?

Sim. Tanto a mamadeira quanto o bico devem ser esterilizados, para evitar contaminações. A qualidade da água e a conservação do leite também são importantes para a saúde da criança. O recomendado é que a mamadeira seja fervida por 10 min antes da utilização.

7. A mamadeira prejudica a oclusão?

Várias pesquisas comprovam que sim. O grau das alterações oclusais pode variar, dependendo da freqüência, da intensidade e da duração dos hábitos de sucção, bem como do tipo de bico (forma, tamanho, orifício e vazão do fluxo de líquido). Maiores alterações oclusais são observadas em crianças que apresentam associação de hábitos, como, por exemplo, uso de mamadeira e chupeta durante o mesmo período.

8. Qual a melhor posição para a criança ser aleitada com mamadeira?

A posição para o aleitamento, tanto natural quanto artificial (feito por meio de mamadeiras), deve ser a mais confortável para mãe e o bebê. Entretanto, deve-se evitar que a criança fique deitada, pois a deglutição, nessa posição, pode levar ao escoamento do líquido para dentro da orelha, podendo causar sérias complicações.

Anatomicamente, isso é possível devido à comunicação da porção nasal da faringe com a orelha média por uma estrutura presente nas paredes laterais da faringe, denominada óstio faríngeo da tuba auditiva.

O aleitamento deve ser realizado com a criança na posição mais ereta possível, prevenindo otites de repetição. Há estudos que mostram uma estreita relação entre o uso de mamadeira e a ocorrência de otite média. A ocorrência freqüente dessa inflamação pode diminuir a acuidade auditiva da criança, acarretando prejuízos para o desenvolvimento adequado da fala.

9. Por que a criança faz a mamadeira de chupeta?

Muitas vezes, a criança tem necessidade de manter a sucção, o que pode ser a manifestação do reflexo que ocorre desde antes do nascimento até por volta de 4 meses de idade e é essencial para a sobrevivência. O reflexo de sucção pode ser desencadeado pelo contato dos lábios com a mama ou com outras partes do corpo, como os dedos, por exemplo, ou com objetos, e ocorre mesmo quando a fome já foi saciada.

A utilização do bico de mamadeira como chupeta pode, também, ser um comportamento aprendido. Conforme ocorre com chupetas, embora a criança não esteja com fome, ela mantém a sucção de partes do corpo ou objetos, dentre eles, a mamadeira.

10. Deve-se aumentar o orifício do bico da mamadeira?

Não. Na mamadeira, deve ser colocado apenas líquido; portanto, o tamanho do orifício original é suficiente para que ele escoe. O líquido deve gotejar pelo orifício da mamadeira e não escorrer.

Durante o aleitamento por mamadeiras com bicos de orifícios grandes, o fluxo de leite será maior, fazendo a criança regulá-lo ou o interrompê-lo com a língua, cessando a sucção para não engasgar. Esse comportamento propicia a realização de movimentos linguais inadequados, podendo comprometer o adequado desenvolvimento facial.

É importante lembrar que a criança precisa exercitar a musculatura, para que as estruturas se desenvolvam de maneira adequada. Por meio desse esforço físico, a criança chega a uma sensação de bem-estar, sem a necessidade de sugar, diminuindo, assim, o uso, por exemplo, da chupeta. Algumas mães, ao ficarem sensibilizadas com a força que a criança faz para sugar o leite, aumentam o orifício original da mamadeira, prejudicando, portanto, o desenvolvimento adequado da musculatura da criança.

11. Qual o bico ideal de mamadeira?

As mães, ao optarem pelo uso da mamadeira, devem escolher bicos que respeitem mais a fisiologia da sucção, como os denominados fisiológicos ou ortodônticos (Figura I.1), embora estes também possam provocar alterações dentárias. Eles não devem ser extensos, pois, ao serem introduzidos na cavidade oral, podem alterar o padrão adequado de sucção.

O orifício do bico deve ser pequeno, pois, como já foi dito, o leite deve gotejar e não escorrer da mamadeira quando ela for virada, para que não escoe sem a necessidade dos movimentos de sucção.

Os bicos devem apresentar uma face plana, que ficará em contato com a língua, e uma região côncava, em que os lábios devem se manter. A presença da concavidade acima do orifício é importante para favorecer a correta preensão dos lábios durante a sucção.

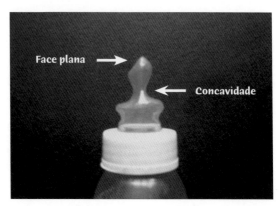

Figura I.1 Bico de mamadeira denominado fisiológico ou ortodôntico.

12. Por que algumas crianças não aceitam a mamadeira?

Algumas crianças aleitadas naturalmente (na mama) não aceitam bem o bico da mamadeira. Isso pode decorrer da diferença entre os padrões de sucção que a criança utiliza para mamar no peito materno e em bicos de látex ou silicone. Além disso, o tamanho e o comprimento dos bicos de látex e de silicone podem desencadear o reflexo de vômito.

Por outro lado, mães que pretendem manter o aleitamento natural devem evitar a utilização de bicos artificiais. Mediante a ausência da mãe, a criança deve ser aleitada por outros meios, como o uso do copinho, e não por mamadeiras.

A forma de sugar utilizando os bicos artificiais é mais fácil que a realizada no aleitamento natural. Isso pode favorecer o desmame natural precocemente, devido ao fato de a criança optar pela forma mais fácil.

13. Qual o melhor tipo de mamadeira?

As mamadeiras de formato mais simples, cuja limpeza é mais fácil, são as mais indicadas, pois diminuem o risco de contaminações bacterianas. O ideal é que a limpeza seja realizada com escovas, pois é mais eficiente.

14. A mamadeira provoca cáries?

O leite, assim como os sucos, pode provocar cáries, principalmente na ausência de higienização adequada após as mamadas. Esse risco aumenta se for adicionado açúcar ou mel ao leite.

É importante salientar que a higienização também deve ser feita após o aleitamento natural, pois o leite materno, embora menos cariogênico, também pode causar cáries. A ingestão de leite antes de dormir e a falta de higienização após a ingestão de alimento aumentam o risco de cárie, pois o fluxo salivar diminui durante o sono, elevando o potencial para o desenvolvimento da cárie, que é considerada doença.

As cáries em crianças que utilizam mamadeiras podem ser extensas, acarretando dificuldades para ingerir outros alimentos.

Cárie precoce da infância (Figura I.2), anteriormente denominada cárie de mamadeira, de amamentação, rampante e boca de mamadeira, é o termo utilizado para descrever o acometimento de cárie em crianças pequenas.

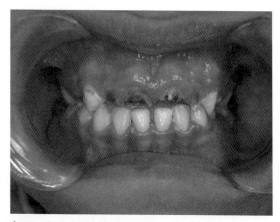

Figura I.2 Cárie precoce da infância.

Parte II

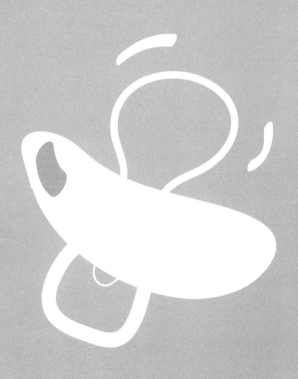

PERGUNTAS MAIS FREQÜENTES SOBRE O USO DE CHUPETA

1. É necessário dar a chupeta para a criança?

Não. Muitos pais oferecem a chupeta quando a criança mantém movimentos de sucção com objetos, partes do corpo, como os dedos, ou fazendo movimentos de lábios, língua e bochechas, mesmo estando sem fome.

Esse tipo de comportamento é mais comum em crianças que são aleitadas com mamadeiras, e, principalmente, quando o orifício do bico é aumentado por meio de instrumentos como garfo, faca, tesoura, entre outros, ou que estão expostas ao aleitamento materno sem chegar à exaustão, ou seja, que não realizaram movimentos de sucção suficientes para satisfazer a necessidade fisiológica do ato de sugar.

No entanto, o comportamento de continuar sugando pode estar presente mesmo quando a criança é aleitada de forma natural (na mama). Neste caso, seria mais aconselhável que a mãe estendesse o tempo de aleitamento na mama, para que a criança suprisse a necessidade de sucção.

Assim como foi explicado com relação à necessidade da mamadeira, a chupeta poderá ser indicada em crianças que apresentam reflexo de sucção acentuado, mesmo após o aleitamento natural. Quando a opção for utilizar a chupeta, ela deve ser retirada quando a criança parar de sugá-la.

Os pais podem ajudar nesse momento, puxando a chupeta pela argola, fazendo a criança cansar-se mais rapidamente, e, então, retirá-la da boca da criança e guardá-la. Em crianças maiores, que apresentam o hábito prolongado de chupar chupeta, deve-se evitar seu uso enquanto estiverem falando ou realizando atividades como brincar ou assistir televisão.

2. O que fazer para a criança não usar chupeta?

O aleitamento natural é o melhor meio de evitar-se o uso da chupeta, pois, na mama, a criança realiza movimentos mais vigorosos, chegando à exaustão, não havendo, portanto, a necessidade de utilizar a chupeta.

3. A chupeta acalma?

A criança chora por algum desconforto, que pode ser sono, dor, fome entre outros. A boca aberta da criança durante o choro não está respondendo aos estímulos. Quando a chupeta é colocada em sua boca no momento do choro, provoca estímulos, fazendo-a fechar a boca e o choro cessar instantaneamente.

As pessoas consideram que isso acalmou a criança e repetem o comportamento inúmeras vezes. Esta, por sua vez, associa a introdução da chupeta na cavidade oral com a sensação de conforto, provocada pelo ato de sugar.

Com mais idade, as situações de desconforto, como as causadas pela fome ou pelo sono, traduzidas pelo choro, são estendidas para outras situações, como quando a criança se machuca, sente cansaço, insegurança ou ausência dos pais, entre outras.

Essa confusão entre causa e efeito leva ao uso inadequado da chupeta, reforçando o hábito de sucção.

4. Quando oferecer a chupeta?

O ideal é não utilizá-la. Algumas crianças realizam movimentos de sucção, mesmo estando sem chupeta.

Apresentam movimentos de sucção de lábios, língua, objetos que tocam os lábios, indicando que não estão satisfeitas quanto à necessidade fisiológica de sugar.

Para essas crianças, o uso da chupeta pode ser indicado. Mas deve-se oferecê-la somente enquanto a criança estiver sugando, podendo segurar a chupeta pela argola enquanto a criança suga, fazendo resistência como se fosse retirá-la.

Isso fará a criança cansar-se e parar de sugar. A chupeta deve, então, ser retirada, mas sempre lembrando que o mais indicado seria a exposição à mama, diminuindo a necessidade de sucção.

O importante é não associar a chupeta às sensações de desconforto, como foi descrito anteriormente, para que a chupeta não fique vinculada à resolução de algumas situações incômodas.

5. O uso da chupeta "vicia"?

Sim. Mas é mais correto dizer que se torna um hábito, pois este é estabelecido em função da repetição de um ato.

Trata-se de um comportamento aprendido pela criança. Esse ato traz uma sensação de prazer, atuando como reforço, fazendo a criança manter esse comportamento.

Uma situação que pode reforçar o uso da chupeta é quando os pais ou pessoas da convivência da criança dizem que ela está feia ao usar a chupeta e pedem-lhe para tirá-la da boca.

Ao agirem desse modo, reforçam o uso da chupeta ou intensificam seu hábito, pois a criança sente que está tendo maior atenção dos pais naquele momento.

6. A chupeta prejudica a dentição?

Sim. A chupeta pode ser um fator de desequilíbrio para a musculatura e para o posicionamento dos dentes nas arcadas.

Pode influenciar negativamente o crescimento e o desenvolvimento dos ossos da face, além de alterar o padrão correto de deglutição e induzir a respiração pela boca (respiração oral), pois os lábios tornam-se flácidos, com tendência a manterem-se afastados, mesmo nos períodos em que o uso da chupeta for cessado (Figura II.1).

Em crianças mais velhas, pode-se observar que a chupeta fica na boca sem ser sugada efetivamente; há uma movimentação de língua que apenas impede a chupeta de cair da boca.

O fato de os lábios ficarem entreabertos pode facilitar a ocorrência de respiração oral, muito prejudicial para o crescimento e desenvolvimento adequados da face.

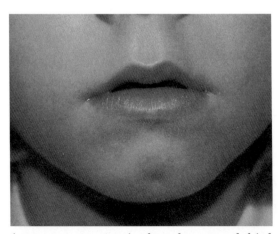

Figura II.1 Ausência de selamento labial.

A alteração na oclusão mais freqüente em sugadores de chupeta é a mordida aberta anterior (Figura II.2), seguida da mordida cruzada posterior e de alterações na musculatura de lábios, língua e bochechas, que podem acarretar alterações funcionais na deglutição, na respiração e na fala.

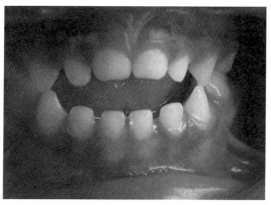

Figura II.2 Presença de mordida aberta anterior em criança de 4 anos.

Em alguns casos, a remoção da chupeta na dentição decídua (dentes de leite) pode promover a autocorreção da mordida aberta anterior, como se observa nas Figuras II.3 e II.4.

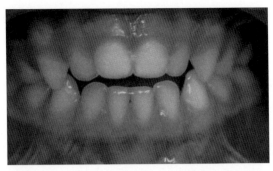

Figura II.3 Presença de mordida aberta anterior em criança de 4 anos que utilizava chupeta e mamadeira.

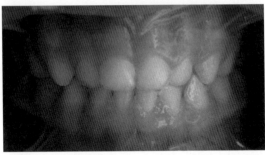

Figura II.4 Autocorreção de mordida aberta anterior em criança de 4 anos, 60 dias após a remoção de chupeta e mamadeira sem nenhuma outra intervenção.

Em outros casos, pode ocorrer a atenuação da mordida aberta anterior provocada pela chupeta.

Essas correções só acontecem antes da troca dos dentes incisivos decíduos pelos permanentes. Mas as autocorreções podem ser prejudicadas pela inadequação do posicionamento da língua durante o repouso, pela postura incorreta dos lábios, pela presença de respiração oral ou de outras má oclusões associadas, que podem agravar as alterações dentárias ou impedir sua correção espontânea (Figuras II.5 e II.6).

Nesses casos, as alterações de estruturas, como lábios e língua, e disfunções decorrentes dos hábitos de sucção, como alterações na fala, na deglutição e na respiração, devem ser restabelecidas pelo fonoaudiólogo. As crianças também devem ser vistas por outros profissionais, como odontopediatras e otorrinolaringologistas, para avaliarem a necessidade de outras intervenções.

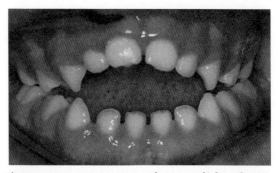

Figura II.5 Presença de mordida aberta anterior em criança de 4 anos e 3 meses que utilizava chupeta e mamadeira.

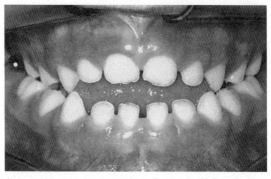

Figura II.6 Atenuação da mordida aberta anterior, somente 60 dias após remoção de hábitos de chupeta e mamadeira, sem nenhuma outra intervenção.

7. A chupeta pode fazer a criança falar errado?

Sim, pois os músculos orofaciais podem tornar-se flácidos, além de provocar alterações dentoesqueléticas, que podem prejudicar movimentos necessários e precisos para a boa articulação dos sons da fala.

8. Por que existem diferentes tamanhos de chupeta?

Existem diferentes tamanhos de chupetas ortodônticas para diferentes tamanhos de cavidade oral e de arcada dentária, sendo necessária, portanto, uma relação entre tamanho de boca e tamanho e comprimento do bico da chupeta.

O recém-nascido, por exemplo, não deve usar a chupeta de tamanho padrão, pois ela pode ativar o reflexo de vômito que ainda se apresenta anteriorizado, desencadeando náusea. Esse é o motivo pelo qual algumas mães afirmam que a criança não usou a chupeta porque não a aceitava.

As chupetas devem ser trocadas conforme a cavidade oral da criança aumenta.

9. Qual o tipo de chupeta mais indicado?

Diante da decisão de utilizar a chupeta, deve-se optar pelo bico conhecido como ortodôntico, que parece ser mais anatômico. Contudo, esse tipo de bico também pode causar danos.

O tamanho do bico deve estar adequado ao tamanho da cavidade oral e, portanto, deve ser trocado mediante o crescimento dela. Os bicos não devem ser longos.

Os escudos que sustentam o bico da chupeta devem ser côncavos, propiciando melhor encaixe dos lábios, e não deve ser grande, para não tocar as narinas (Figura II.7).

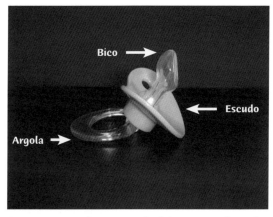

Figura II.7 Chupeta de bico ortodôntico em vista lateral.

Os escudos de formas planas podem facilitar a eversão dos lábios inferiores (Figura II.8), assim como aqueles com circunferência muito acentuada, pois podem ser facilmente colocados na região de vestíbulo inferior, entre o lábio inferior e os dentes da arcada inferior.

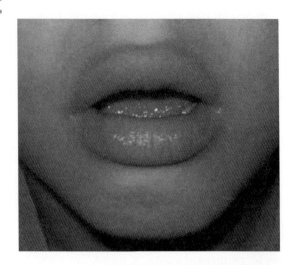

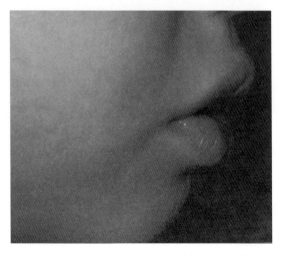

Figura II.8 Ausência de selamento labial e eversão de lábio inferior.

O uso atípico da chupeta, como a colocação de parte do escudo na região de vestíbulo inferior, pode acarretar sérios danos, principalmente nos lábios, como a eversão.

A utilização de fralda amarrada na argola da chupeta também é prejudicial, porque aumenta o peso da chupeta e pode exacerbar eventuais danos.

10. A chupeta faz a criança babar?

Sim, pois a criança não consegue fechar os lábios adequadamente, quando está com a chupeta na boca, dificultando a deglutição da saliva, o que ocasiona a baba (sialorréia).

Mesmo quando não estiver utilizando a chupeta, se houver flacidez muscular, ausência de selamento labial e respiração oral, a deglutição pode ser prejudicada, favorecendo a sialorréia.

11. A chupeta tira a fome da criança?

O fato de a criança parar de chorar porque alguém lhe ofereceu a chupeta, e não o alimento (aleitamento), não significa que sua fome diminuiu. Apenas mostra que um estímulo foi dado e foi capaz de desviar a atenção da criança por certo tempo.

Esse comportamento pode condicionar a criança a obter prazer pela boca, substituindo hábitos orais ao longo da vida, como, por exemplo, a onicofagia (roer unhas), comer compulsivamente, entre outros.

12. Faz mal colocar mel na chupeta?

Mel, açúcar e outras substâncias não devem ser colocados na chupeta da criança, porque podem aumentar a incidência de cáries.

Isso acontece de maneira mais agravante nas crianças que não realizam a higienização correta da cavidade oral.

13. Por que algumas crianças não aceitam a chupeta?

Conforme foi explicado sobre o tamanho da chupeta, a criança pode não aceitá-la pelo fato de sua introdução na cavidade oral causar reflexo de vômito, fazendo a criança direcioná-la para fora.

Até os 4 meses de idade, quando houver a opção por oferecer a chupeta, esta deve ser colocada sobre os lábios ou nos cantos da boca (comissura labial), fazendo a criança localizar a chupeta e iniciar a sucção. Com isso, a própria criança levará a chupeta para dentro da cavidade oral e, assim, diminui-se a ocorrência do desencadeamento de reflexo de vômito.

14. O uso da chupeta traz algum benefício?

Normalmente, é melhor que a chupeta não seja introduzida, mas a sucção da chupeta pode auxiliar crianças que apresentam o reflexo de sucção acentuado e que continuam sugando mesmo após serem aleitadas na mama.

Alguns autores sugerem a utilização de chupeta, de maneira vigorosa, para prevenir a sucção de dedo.

15. Chupeta previne a sucção de dedo?

Quando o recém-nascido apresentar forte tendência à sucção de dedo, a substituição pela chupeta pode ser uma opção, embora a maior exposição ao aleitamento natural (à mama) seja o mais indicado.

Alguns autores afirmam que o uso da chupeta poderia prevenir a instalação do hábito de sucção de dedo, sendo essa uma opção viável, por ser mais fácil de remover que a sucção digital.

16. Interrupção da chupeta pode levar a outros hábitos?

A interrupção da chupeta, sendo realizada corretamente, pode não ser substituída por outros hábitos. Entretanto, se a chupeta for retirada de maneira inadequada ou a criança apresentar conflitos emocionais, ela poderá desenvolver outros hábitos, como sucção de dedo, de língua, de lábios ou roer unhas.

Esses hábitos podem ser substituídos, ao longo da idade, por fumar ou comer compulsivamente, segundo a teoria psicanalítica (freudiana).

17. Por que algumas crianças apresentam alterações nas arcadas dentárias e outras não?

A freqüência, a intensidade, o tempo e o modo de utilização da chupeta podem determinar as alterações nas arcadas dentárias.

Também pode haver uma predisposição maior para a ocorrência de modificações nas arcadas dentárias, decorrentes da utilização de hábitos de sucção, bem como a presença de respiração oral. Outro fator determinante é dado pelas características hereditárias.

18. A chupeta deve ser de uso individual?

Sim. O compartilhamento de chupetas favorece a contaminação por microorganismos que infectariam a cavidade oral. Esse fato pode favorecer a ocorrência da cárie dental, que é considerada doença transmissível.

Alguns autores também relatam que, além do risco do aparecimento de cáries, crianças que usam chupeta apresentam índice maior de gengivites e candidíase oral, mesmo se for usada individualmente, pois a utilização contribui para a colonização e a proliferação de microorganismos.

19. Quando retirar a chupeta?

O fato de acostumar a criança a só usar a chupeta enquanto estiver sugando-a efetivamente facilita a interrupção do uso posteriormente.

Do ponto de vista do crescimento e desenvolvimento adequado da face, o uso da chupeta deve ser interrompido o mais precocemente possível, até por volta de, no máximo, 2 anos de idade.

Alguns autores preconizam a retirada até os 4 anos de idade, mas, devido aos fatores de tempo de uso, freqüência e intensidade nessa idade, as alterações nas arcadas dentárias já podem estar instaladas.

20. Como retirar a chupeta?

Existem métodos mecânicos (realizados com uso de aparelhos) e não-mecânicos.

Dentre os vários métodos para a remoção, o Método de Esclarecimento tem demonstrado bons resultados, mostrando-se eficiente em estudos realizados, sem a necessidade da utilização de aparelhos.

Esse método foi preconizado por Boni (1997), e sua eficiência, comprovada em pesquisas realizadas por Degan (1999, 2004 a e 2004 b), Boni, Almeida e Degan (2001), Boni (2001).

O método é baseado na explicação para pais e crianças sobre os malefícios causados pelos hábitos, tanto do uso de chupeta, quanto de mamadeira. Caberá à criança deixá-los ou não.

Os pais também são orientados em relação às atitudes que devem ter com as crianças sobre esses hábitos. É importante reforçar positivamente a criança quando ela tomar a decisão de abandonar a chupeta e a mamadeira.

REFERÊNCIAS
BIBLIOGRÁFICAS

Referências bibliográficas

1. AMARY ICM et al. "Hábitos deletérios x alterações de oclusão". *Revista Cefac – Atualização Científica em Fonoaudiologia.* 4(2):123-6, 2002.

2. BENKERT K. "The effectiveness orofacial myofunctional therapy in improving dental occlusion". *Int J Orofacial Myology.* (23):35-46, 1997.

3. BERTOLDI P, FELÍCIO M, MATSUMOTO MA. "Effect of the early intervention of oral habits on the development of dental occlusion". *Pró-fono Revista de Atualização Científica.* (17)1:37-44, 2005.

4. BLACK B, KÖVESI E, CHUSID IJ. "Hábitos bucais nocivos". *Ortodontia.* 23(2):40-4, 1990.

5. BONI RC. "Comportamento da mordida aberta anterior, após a remoção do hábito de sucção". Piracicaba, 1997. 203p. Dissertação (Mestrado em Odontologia). Faculdade de Odontologia de Piracicaba, Universidade Estadual de Campinas.

6. _____. "Influência do biotipo facial nas alterações oclusais da mordida aberta anterior, após a remoção de hábitos de sucção". Piracicaba, 2001. 116p. Tese (Doutorado em Odontologia). Faculdade de Odontologia de Piracicaba, Universidade Estadual de Campinas.

7. BONI RC, VEIGA MCFA, ALMEIDA RC. "Comportamento da mordida aberta anterior, após a remoção do hábito de sucção". *J Bras Ortod Ortoped Maxilar.* 2(2):35-40, 1997.

8. Boni RC, Almeida RC, Degan VV. "Utilização do método de esclarecimento para remoção do hábito de sucção de chupeta e/ou mamadeira". *J Orthop-Orthod Pediatr Dent.* 2:11-6, 2001.

9. Campos DMS. *Técnicas de modificação de comportamento.* Petrópolis, Vozes, 1983. 84p.

10. Charchut SW, Allred EN, Needleman HL. "The effects of infant feeding patterns on the occlusion of the primary dentition". *J Dent Child.* (70)3:197-203, 2003.

11. Chevitarese AB, Della Valle D, Moreira TC. "Prevalence of malocclusion in 4-6 year old brazilian children". *Clin Pediatr Dent.* 27(1):81-5, 2002.

12. Davanzo R. *Amamentação ao seio: manual para as mães.* São Paulo, Paulinas, 1989.

13. Degan VV. "Idade adequada para remoção de hábitos de sucção de chupeta e/ou mamadeira". Dissertação (Mestrado em Odontologia). Piracicaba, 1999. 113p. Faculdade de Odontologia de Piracicaba, Universidade Estadual de Campinas.

14. _____."Hábitos orais: como eliminá-los?". In: Degan VV. *Motricidade oral: como atuam os especialistas.* São José dos Campos, Pulso Editorial, 2004a. p.93-8.

15. _____. "Influência da associação da remoção de hábitos de sucção e terapia miofuncional nas alterações musculares,

funcionais e oclusais". Piracicaba, 2004b. 212p. Tese (Doutorado em Odontologia). Faculdade de Odontologia de Piracicaba, Universidade Estadual de Campinas.

16. DEGAN VV, BONI RC, ALMEIDA RC. "Idade adequada para remoção de chupeta e/ou mamadeira, na faixa etária de 4 a 6 anos". *J Orthop-orthod Pediatr Dent.* (3):5-16, 2001.

17. DEGAN VV & BONI RC. *Hábitos de sucção de chupeta e mamadeira.* São José dos Campos, Pulso Editorial, 2004. 61p.

18. DEGAN VV et al. "Study of the relationship between the anterior malocclusion and sucking habits in children aged 42 to 83 months". In: *32nd Annual Meeting of American Association of Dental Research and 27th Annual Meeting of Canadian Association for Dental Research.* Anais eletrônicos, 2003. Disponível em: URL: http://iadr.confex.com/iadr/2003SanAnton/techprogram/abstract_27509.htm; acessado em 10/10/2005.

19. DOUGLAS CR. *Patofisiologia oral.* São Paulo, Pancast, 1998.

20. _____. "Fisiologia da motricidade". In: *Tratado de fisiologia aplicada à fonoaudiologia.* São Paulo, Robe Editorial, 2002. p.149-68.

21. EMMERICH A et al. "The relationship between oral habits, oronasopharyngeal alterations, and malocclusion in preschool children in Vitoria, Espirito Santo, Brazil". *Cad Saúde Pública.* (20)3:689-97, 2004.

22. Felício CM. *Fonoaudiologia aplicada a casos odontológicos: motricidade oral e audiologia.* São Paulo, Pancast, 1999. 243p.

23. Felício CM et al. "Análise da associação entre sucção, condições miofuncionais orais e fala". *Pró-fono Revista de Atualização Científica.* 15(1):31-40, 2003.

24. Finocchi LL. "Breast feeding, bottle feeding and their impact on oral habits: a review of the literature". *Dent Hyg.* 56(11):21-5, 1982.

25. Garreto AL. "Orofacial myofunctional disorders related to malocclusion". *International Journal of Orofacial Myology.* 27:44-54, 2001.

26. Gonzales NZT. "Funções orofaciais". In: Gonzales NZT & Lopes LD. *Fonoaudiologia e ortopedia maxilar na reabilitação orofacial: tratamento precoce e preventivo. Terapia miofuncional.* São Paulo, Santos, 2000. p.38-96.

27. Ignacchiti PR et al. "Hábito de sucção de chupeta e mordida aberta anterior na criança com dentição decídua". *Revista Cefac – Atualização Científica em Fonoaudiologia.* (5)3:241-5, 2003.

28. Katz CR, Rosenblatt A, Gondim PP. "Nonnutritive sucking habits in Brazilian children: effects on deciduous dentition and relationship with facial morphology". *Am J Orthod Dentofacial Orthop.* (126)1:53-7, 2004.

Referências bibliográficas

29. Kotsiomiti E & Kapari D. "Resting tongue position and its relation to the state of the dentition: a pilot study". *J Oral Rehabil.* (27)4:349-54, 2000.

30. Larsson E. "Sucking, chewing, and feeding habits and the development of crossbite: a longitudinal study of girls from birth to 3 years of age". *Angle Orthod.* 71(2):116-9, 2001.

31. Lubit E & Lubit EC. "Psychological and dental aspects of thumbsucking". *Dent Items.* (70):279-81, 1948.

32. Lutaif AP. "Chupeta: uso indiscriminado?". *Rev Cefac.* 1(1):8-15, 1999.

33. Martinez MI & Assêncio-Ferreira VJ. "Hábitos orais viciosos *versus* alterações de oclusão dentária: prevalência de crianças com oclusão normal e hábitos orais viciosos". *Revista Cefac – Atualização Científica em Fonoaudiologia.* (3)2:127-31, 2001.

34. Moyers RE. *Ortodontia.* 4.ed. Rio de Janeiro, Guanabara Koogan, 1991.

35. Pascal HHM et al. "Physiological effects of an 8-week mechanically aided resistance facial exercise program". *Int J Orofacial Myology.* 28:49-73, 2002.

36. Päunio P, Rautava P, Sillanpää A. "The Finnish Family Competence Study: the effects of living conditions on sucking habits in 3-year-old finnish children and the as-

sociation between theses habits and dental occlusion". *Acta Odont Scand.* 51(1):23-9, 1993.

37. Proffit WR. "Equilibrium theory revisited: factors influencing position of the teeth". *Angle Orthod.* 48(3):175-86, 1978.

38. Sociedade Brasileira de Fonoaudiologia (SBFa). 1/2001 e 2/2002 Documentos oficiais do Comitê de Motricidade Orofacial (MO). São Paulo, Sociedade Brasileira de Fonoaudiologia, 2002.

39. Souza NB & Vasconcelos TCA. "Influência de hábitos orais como fator etiológico de mordida aberta anterior". *Revista Cefac – Atualização Científica em Fonoaudiologia.* (5)3:235-40, 2003.

40. Svedmyr B. "Dummy sucking. A study of its prevalence, duration and malocclusion consequences". *Swed Dent J.* 3(6): 205-10, 1979.

41. Tomita NE, Bijella VT, Franco LJ. "Relação entre hábitos bucais e má oclusão em préescolares". *Rev Saúde Pública.* (34)3:299-303, 2000.

42. Turgeon-O'Brien HT et al. "Nutritive and nonnutritive sucking habits: a review". *J Dent Child.* 63(5):321-7, 1996.

43. Warren JJ et al. "Effects of oral habits duration on dental characteristics in the primary dentition". *J Am Dent Assoc.* (12):1685-93, 2001.

44. Warren JJ & Bishara SE. "Duration of nutritive and nonnutritive sucking behaviors and their effects on the dental arches in the primary dentition". *Am J Orthod Dentofacial Orthop.* 121(4):347, 2002.

45. West EE. "Treatment objective in the deciduous dentition". *Am J Orthod.* 55(6):617-32, 1969.

46. Zadik D, Stern N, Litner M. "Thumb and pacifier: sucking habits". *Am J Orthod.* 71(2):197-201, 1977.

47. Zardetto CG, Rodrigues CR, Stefani FM. "Effects of different pacifiers on the primary dentition and oral myofunctional structures of preschool children". *Pediatr Dent.* (24)6:552-60, 2002.

GLOSSÁRIO

Sistema estomatognático

Caracteriza-se pela existência de um conjunto de estruturas que desenvolvem funções comuns, tendo como manifestação conspícua e básica a participação da mandíbula. Daí o nome de gnática, derivada do grego, *gnatos* = mandíbula. Como todo sistema, tem características que lhe são próprias, embora esteja intimamente ligado à função de outros sistemas – o nervoso e o somato-esquelético, em particular, e todos, em geral (Douglas, 1998).

Músculos pterigóideos

Músculos da mastigação, pterigóideos medial e lateral.

Selamento labial

Postura de lábio superior e inferior em contato, mantendo-os ocluídos na posição habitual de repouso (SBFa, 2002).

Lábio inferior com eversão

Borda do lábio inferior que se dirige para fora, expondo o vermelhão do lábio.

Mordida aberta anterior

Ausência localizada de oclusão na região anterior, enquanto os dentes restantes estão em oclusão (Moyers, 1991).

Impressão e Acabamento

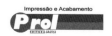